FIBROSTAR
MON BÉBÉ FIBROME

AMÉLIE KINGAMA

FIBROSTAR
MON BÉBÉ FIBROME

Couverture :
Jamal Jiare Designer & Marine B. Tournelle

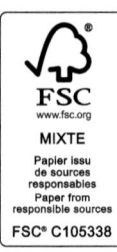

Édition : BoD · Books on Demand GmbH, In de Tarpen
42, 22848 Norderstedt (Allemagne)
Impression : Libri Plureos GmbH, Friedensallee 273,
22763 Hambourg (Allemagne)

ISBN : 978-2-3225-4104-1
Dépôt légal : Août 2024

ame_amagnik

 AAmagnik

REMERCIEMENTS

Comment surmonter toutes ces péripéties et trouver le courage de les raconter, sans un minimum de soutien ?

Evi, sans toi, je n'aurais jamais pensé à tenir un journal et encore moins à écrire ce livre.

Jo, ta confiance et tes encouragements me sont tellement précieux, que je ne peux plus m'en passer…

Yous, comment serais-je devenue une Super-Wonder-Woman sans toi ?

Em's, tu as fait de moi une mère… le plus beau des cadeaux ! Il n'y a aucun mot sur Terre pour décrire l'amour que je te porte.

N.I.L., mes premiers bébés, je vous aime tant.

Monsieur Graffeuil, vingt ans après notre première rencontre, vous répondez présent pour corriger ma copie et continuer de me transmettre votre amour des mots. Merci.

Angèle, votre passion et votre détermination sans faille m'inspirent chaque jour un peu plus.

Docteur Brulet, un grand MERCI pour votre soutien, votre écoute, votre optimisme et votre professionnalisme.

Marine et Jamal, ou comment deux talents, sur deux continents différents, ont fusionné pour créer la sublime couverture de cet ouvrage. Merci pour le soin que vous avez apporté à notre collaboration.

Maman, le plus grand merci te revient. Toi qui m'as transmis cette force de caractère si précieuse. Comment en serais-je arrivée là sans toi ?

AVANT-PROPOS

Ce livre est un témoignage de ma grossesse avec un utérus polyfibromateux. Il repose uniquement sur ma propre expérience et n'est pas un précis médical.

Les conseils que j'y dispense relèvent de mon propre point de vue et ne doivent en aucun cas se substituer à un avis médical éclairé.

Bonne lecture !

PRÉFACE

Le fibrome utérin, également appelé myome, est la tumeur non-cancéreuse la plus fréquente chez les femmes en âge de procréer. On estime entre 30 et 60 % le nombre de femmes confrontées à cette maladie gynécologique. L'évolution et les complications des fibromes durant la grossesse varient d'une femme à l'autre en fonction de la grosseur des fibromes et leur emplacement. Ainsi, il arrive fréquemment que des femmes tombent enceintes et mènent à bien leur grossesse en dépit de leurs fibromes. En fonction des modifications hormonales qui se produisent pendant la grossesse, les fibromes peuvent régresser et s'assécher, ou poursuivre leur croissance et perturber le déroulement de la gestation.

En présence de fibromes volumineux situés dans la cavité utérine ou la déformant, les risques de fausses couches précoces ou tardives sont accrues. Il est de ce fait recommandé aux femmes confrontées à cette maladie gynécologique, de se faire traiter avant d'envisager une grossesse. Car les fibromes sous-muqueux, également appelés fibromes intra-cavitaires peuvent altérer la fertilité ou compromettre les chances d'aboutissement d'une grossesse.

Les risques de nécrobiose de fibromes sont également amplifiés durant cette période et se traduisent généralement par une douleur aiguë pouvant mettre à mal la grossesse. Une hospitalisation et une surveillance particulière de la future maman seront alors nécessaires.

L'impact du fibrome utérin sur la grossesse et l'accouchement ont fait jusqu'ici l'objet de très peu d'études. Il n'existe quasiment pas de données de référence ou de publications scientifiques françaises portant sur les retentissements du fibrome utérin sur la santé reproductive des femmes. Les avis médicaux sur la possible corrélation entre fibrome et (in)fertilité, ou fibrome et grossesse sont trop souvent contradictoires et dommageables aux patientes.

Formulons le vœu, pour les générations futures, que la recherche fondamentale évolue et permette une prise en charge optimale et globale des nombreuses femmes confrontées à cette affection gynécologique qui impacte tous les pans de la vie de la femme.

Angèle MBARGA
Présidente Fondatrice de
l'association Fibrome Info France

*« SEULE UNE FEMME PEUT MESURER
LA DOULEUR ET LA SOLITUDE
DANS LESQUELLES ON ENGENDRE
UNE NOUVELLE VIE.[1] »*

À Noa, Isaac, Léa et Emma

INTRODUCTION

Si tu tiens ce livre entre tes mains, c'est que toi et moi partageons un point commun : nous avons toutes les deux des fibromes utérins. Il y a également de fortes chances pour que tu sois enceinte, peut-être de ton premier enfant (toutes mes félicitations !!) et que tu appréhendes les semaines et les mois à venir.

Bonne nouvelle ! Je suis passée par là avant toi, et tout comme toi, je me suis retrouvée « *fort dépourvue quand la bise fut venue*[2] ».

Mais de cette situation, est né ce petit guide ou, devrais-je dire, ce petit ABC de la grossesse fibromateuse, que j'aurais aimé trouver !

Tout ce que j'y raconte est vrai mais « *je mets à la vérité les habits du dimanche !*[3] »

A comme un **APPÉTIT** à satisfaire ou le mythe de la fringale chez la femme enceinte.

Je voulais être une bonne mère, je devais donc nourrir ce petit être… et moi par la même occasion ! Je n'espérais qu'une chose, que l'entourage s'exclame :
« Hoooo, quel beau bébé, tu as bien travaillé ! » Mais l'entreprise est difficile quand la douleur complique, inhibe, voire éteint tes envies et tes besoins élémentaires. Comment s'alimenter quand on a/est mal ? Pour peu que les nausées s'en mêlent…

La solution ? Opter pour des aliments sains qui se mangent facilement. Tu comprends donc bien que les chips, bonbons et crèmes glacées ne comptent pas ! Bois des soupes chaudes ou froides, mange des yaourts (la Danet** n'est pas un yaourt), du fromage blanc, des céréales et surtout bois beaucoup parce que le corps doit rester hydraté même si c'est douloureux. Mange de petites quantités, plusieurs fois dans la journée si nécessaire, pour éviter de te rajouter des douleurs gastriques.

J'ai expérimenté pendant un mois le régime crème glacée/gouda/radis pour calmer mes fringales. J'ai rapidement changé mes habitudes quand j'ai compris que :

	GAZ
+	FIBROMES
=	CATASTROPHE ASSURÉE

B comme **BÉBÉ** à tout prix ou bébé à quel prix ?

Un bébé qui, pendant neuf mois, va cohabiter avec tes fibromes. Ils vont faire connaissance, grandir ensemble, apprendre à se connaître et finalement monter une équipe de choc pour te faire la misère !! Plus ta grossesse avancera, plus bébé et tes fibromes grossiront.

Heureusement, tes fibromes arrêteront leur croissance au bout d'un moment, contrairement à bébé qui va en plus développer sa motricité. Il arrivera donc très souvent que bébé donne des coups de pieds, de tête ou de fesses à ses voisins. Quelques fois tu imagineras même qu'un combat de boxe se joue dans ton utérus tellement il y aura de mouvements !

Mais ne t'en fais pas, ne panique pas, cela prouve que bébé va bien.

C comme la **CONFIANCE** en toi que tu dois garder malgré la situation.

La grossesse est une période de doutes. Ton esprit est envahi de questions. Aurais-je tenté cette aventure si j'avais su ? Serai-je une bonne mère ? Est-ce que Chéri me désire toujours ? Et j'en passe… Alors, quand vient s'ajouter à ces questionnements une crise de douleur aiguë et incontrôlable, une énorme sensation d'impuissance risque de s'emparer de toi.

Tu te demanderas peut-être si tu auras la force, physique et mentale, de tenir neuf longs mois ! Tu vas craindre pour la vie de bébé. Tu t'en voudras même. Mais j'ai une bonne nouvelle pour toi : tu as le droit d'avoir peur et de t'inquiéter, c'est naturel. Ce n'est pas de ta faute si tu as des fibromes, alors ne culpabilise pas !

Ces épreuves vont te permettre de découvrir la merveilleuse Super-Wonder-Woman qui sommeille en toi !

D comme les **DOULEURS** liées aux fibromes pendant la grossesse.

Elles apparaissent généralement au cours du premier trimestre. Dans mon cas, elles ont fait preuve de paresse, et ont commencé avec le troisième mois.

Ce qui ressemblait à des tiraillements soudains, brefs et ponctuels, au cours du premier trimestre, s'est transformé en une affreuse douleur étalée sur toute la zone ombilicale. Alors que les tiraillements se présentaient surtout après ou au cours d'un effort, désormais la douleur était continue et m'empêchait littéralement de rester debout. Elle a ensuite évolué dans le dos pour descendre dans le vagin puis dans le rectum. Tout mon bassin était endolori, comme paralysé. Ma démarche était entre celle d'une mamie en déambulateur et celle d'un animal blessé ! Cette première crise a duré dix jours environ. Dix jours quasiment sans répit.

Dix jours avec les traits tirés à cause de la douleur et de la fatigue.

Après la crise du troisième mois, j'avais une super forme. Au quatrième mois, je me suis même offert le luxe de conduire seule pendant 4h30 pour aller chez mes parents !
#jesuisdingue#whitneyafondenvoiture
Chéri était en déplacement pour plusieurs semaines et je ne voulais pas rester seule à la maison.
« Si j'aurais su, j'aurais pas venu ![4] *»*

Me voilà donc chez mes parents, à me faire pouponner, quand mes fibromes se sont de nouveau manifestés.
Une nuit, au-dessus des reins, j'ai littéralement cru que l'on m'enfonçait brusquement un couteau dans la chair, qu'on le tournait sur lui-même et qu'on le retirait lentement en le faisant vriller. Cette douleur d'une minute environ, m'a glacé le sang, m'a glacé le corps. La brutalité du réveil me laissait penaude. Il était environ 1h du matin. Je ne

comprenais pas ce qui m'arrivait. Je ne savais que faire car la sensation était différente de la précédente crise. J'ai cru faire une fausse couche et, c'est la gorge nouée, que j'ai lentement glissé ma main dans ma culotte pour voir si je ne perdais pas de sang. J'étais là, seule dans mon lit, les mains sur le ventre, dans le noir, à attendre, à prier, à pleurer. Quatre heures plus tard, le même coup de couteau.

Pendant une semaine, j'ai reçu ces coups de couteau toutes les quatre heures environ. Heureusement bébé bougeait déjà ; je le sentais bouger et cela me rassurait et me faisait mal en même temps. Mais je préférais avoir mal parce qu'il cognait les fibromes que de ne pas le sentir du tout.

Au bout d'une semaine, la douleur a évolué. Entre chaque coup de couteau, une sorte de crampe s'installait sous la zone ombilicale. J'avais mal en permanence, quelquefois plus intensément que d'autres, mais la douleur était là. Ma mère ne supportant plus de me voir souffrir, m'a conduite à l'hôpital. Ils étaient aussi désemparés que moi face à la situation. Personne ne savait comment me soulager, mais tout le monde savait comment m'inquiéter !

L'interne a contacté la clinique qui me suivait pour avoir des informations, mais rien à faire, ils ne savaient pas comment gérer mon cas. Alors, j'ai pris sur moi. Chéri devait venir me récupérer à son retour. Je devais serrer les dents et tenir jusque-là pour ne pas inquiéter mes proches. C'est donc ce que j'ai fait. J'ai encaissé.

Chéri est venu me chercher trois semaines après la première douleur. Je voulais rentrer chez moi, me rouler par terre, insulter la terre entière et frapper le sol. Autant te dire que le trajet retour fut bien moins fun qu'à l'aller. Ce fut long, terriblement long. Mon siège était reculé au maximum, incliné en position semi-allongée et mes yeux étaient rivés sur les kilomètres qui défilaient. La moindre secousse, le moindre freinage un peu brusque m'arrachaient un cri de douleur.

A mi-chemin, j'ai eu envie d'aller aux WC… je pense que toutes les personnes qui étaient présentes sur l'aire d'autoroute ce jour-là ont eu peur que j'accouche sur place, tellement la douleur avait déformé mon visage et ma démarche. Chéri lui-même commençait à paniquer ! J'ai rejoint les WC en faisant des pas minuscules, en piétinant et en me tenant à ce que je pouvais. Chéri ne pouvait pas entrer avec moi, j'ai dû me tenir aux parois de la cabine. (Aujourd'hui avec la Covid, tu imagines !?) Puis, il a fallu retourner à la voiture. Chéri l'avait garée pile devant la porte de l'aire. Tous les regards étaient posés sur moi. Un couple a proposé d'aider Chéri à me porter et à m'installer dans la voiture. Impossible, personne ne devait me toucher.

Tout le monde me posait les mêmes questions : vous avez des contractions ? vous allez accoucher ? Je n'avais ni le temps, ni l'énergie nécessaire pour expliquer ce qu'étaient des fibromes. Je me contentais de répondre : « Ça va aller. » Je voulais juste rentrer chez moi.

Le lendemain, ma gynécologue (Gygy pour les intimes) m'hospitalisait pour une semaine afin de me garder en observation. « *Libérééééeee, délivrééééééee...*[5] » Les médicaments en intraveineuse (que je détaillerai plus loin) m'ont petit à petit sortie de cette torture que je subissais depuis trois semaines, pour finalement la faire disparaitre.

Pendant mon hospitalisation, j'ai eu le droit à tous les tests. Gygy n'a voulu écarter aucune piste car mon taux de CRP (protéine que l'on dose pour rechercher une inflammation ou une infection dans l'organisme) était élevé et mes symptômes rappelaient d'autres pathologies : infection urinaire, colique néphrétique, ulcère, polype intestinal, bref la totale ! Mais non, ce n'étaient que mes amis fibromes qui se nécrosaient (tu comprendras plus loin) pendant que bébé livrait un combat de boxe... encore !
Ensuite, quasiment rien jusqu'au septième mois, où les douleurs furent exactement les mêmes que celles du premier trimestre,

donc autant dire une formalité comparé à ce que j'avais vécu aux troisième et cinquième mois.

Puis, la fin de la grossesse s'est déroulée plus sereinement, avec des douleurs brèves et ponctuelles par moment, pour me rappeler que le combat de boxe n'était pas encore terminé.

Ces crises de douleur, cette sensation permanente d'avoir un poids sur la vessie et un autre sur le rectum, m'ont rendue complètement folle et hargneuse. Mais j'essayais d'ironiser en me disant que ça préparait mon corps aux contractions !

Avec le recul, le conseil que je te donne aujourd'hui, c'est de toujours positiver, de relativiser et surtout de toujours garder ton dossier médical dans ton sac à main !
La finalité en vaut la chandelle, je te le promets ! Même si je l'avoue, je ne l'imaginais pas sur le moment !

E comme **EXPULSER EMMA,** 48 cm et 2,9 kg d'amour !!

Ton existence est une source de joie immense. Le chemin jusqu'à toi a été fastidieux, interminable, douloureux, éprouvant. Pléthore d'interrogations, le doute et la crainte m'ont accompagnée durant neuf mois … mais ta naissance a dissipé cette phase nébuleuse. Ce jour de septembre, nos regards se sont croisés et j'ai découvert ce que voulait vraiment dire le verbe aimer.

J'étais tellement submergée d'amour que j'en ai oublié que je venais de passer trente heures à avoir des contractions; trente heures à me demander si tu allais réussir à te frayer un chemin au milieu de ces affreux fibromes; trente heures à appréhender d'éventuelles complications; trente heures à menacer ton père…
Pendant vingt-quatre heures, tu n'as pas voulu descendre. Tu livrais ton dernier combat de boxe avec tes colocataires des

neuf derniers mois. Puis, la main experte d'une sage femme acupunctrice est venue te filer un coup d'aiguille et tout s'est accéléré. Alors que la césarienne et les forceps commençaient à nous menacer, tu as montré que tu étais une future Super-Wonder-Woman et que tu n'avais pas besoin d'outils pour venir au monde.

Trente heures après la première contraction de travail, tu étais là, expulsée en à peine quinze minutes. Tu t'es tellement bien battue avec ces malheureux fibromes que j'ai eu le droit à ma petite hémorragie. Je savais que le risque hémorragique dépendait de la taille et du nombre de fibromes. Mon utérus étant polymyomateux, je ne me faisais pas d'illusion ! Mais le professionnalisme de Gygy, par miracle de garde ce jour là, a fait la différence !

« *J'augmenterai la souffrance de tes grossesses, tu enfanteras avec douleur...*[6] » Zut ! Ce n'étaient pas des paroles en l'air !

F comme **FIBROME**, léiomyome, myome, fibromyome : mais de quoi parlons-nous au juste ?

Les fibromes utérins sont des tumeurs non cancéreuses, hormono-dépendantes, situées à l'intérieur ou sur la paroi de l'utérus, de façon isolée ou en groupe. Ils sont constitués de tissus fibreux très durs et très denses et se développent à partir du muscle utérin et du tissu fibreux de l'utérus. Leur taille peut varier de la grosseur d'un pois à celle d'un pamplemousse, voire davantage. Souvent, les fibromes n'entraînent aucun symptôme jusqu'à ce tu envisages de faire un bébé.

Et là, surprise !! Tu apprends alors qu'il en existe trois types :

- Les fibromes intra-muraux ou interstitiels qui sont dans la couche musculaire de la paroi de l'utérus. Ils représentent près de 70 % de l'ensemble des fibromes. Ils peuvent occasionner une augmentation du volume de l'utérus, des douleurs pelviennes et des saignements abondants.

- Les fibromes sous-séreux qui poussent vers l'extérieur de l'utérus et y sont parfois rattachés par un pédicule. Ils occasionnent des douleurs pelviennes aiguës et brutales.

- Les fibromes sous-muqueux ou intra-cavitaires qui se forment à l'intérieur de la cavité utérine et y occupent donc une certaine place. Ils peuvent être responsables de règles abondantes appelées hyperménorrhées, de saignements en dehors des règles appelées métrorragies et de troubles de la fertilité.

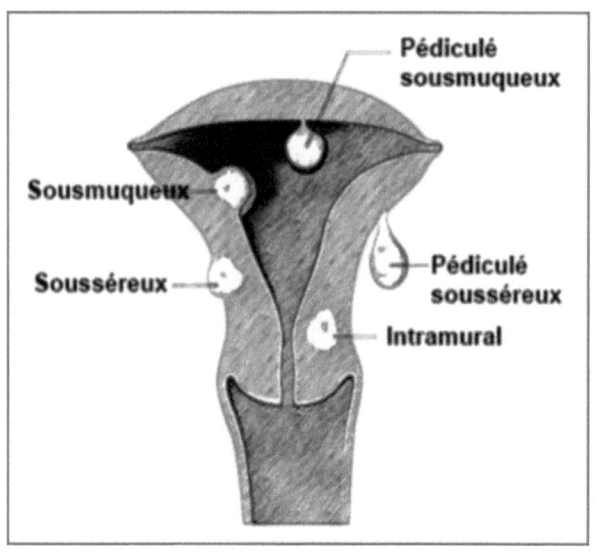

Ces trois localisations peuvent être associées entre elles et former ainsi un utérus appelé polymyomateux ou polyfibromateux, c'est à dire porteur de plusieurs fibromes.

Les fibromes et leurs causes sont encore mal connues alors que c'est la tumeur féminine solide la plus fréquente. Il semble que leur présence soit le résultat d'un ensemble de facteurs génétiques, hormonaux et environnementaux; mais la piste héréditaire reste à privilégier.

Le fibrome aurait pour origine une seule cellule de la paroi utérine qui aurait subi une mutation génétique pour se multiplier ensuite de façon incontrôlée. Par la suite, les œstrogènes (hormones féminines) agissent sur ces fibromes et accélèrent leur croissance.

Tu comprends donc pourquoi, pendant la grossesse, ils sont autant stimulés : parce que tu es une boule d'hormones !

En France, il n'existe ni chiffre officiel ni étude complète au sujet des fibromes alors que les pays anglo-saxons se sont davantage penchés sur le sujet. Les données que nous avons, concernent les femmes souffrant de symptômes.

D'après Doctissimo, près d'une Française sur dix abrite des fibromes utérins symptomatiques. Il semblerait que ces derniers touchent davantage les femmes d'ascendance africaine que caucasiennes. Les recherches menées par les laboratoires MSD viennent compléter ce chiffre en indiquant qu'environ un quart des femmes blanches et la moitié des femmes noires développent au moins une fois un fibrome accompagné de troubles : règles abondantes, douleurs pelviennes ou encore augmentation du volume de l'abdomen sont les plus répandus.

Grâce à l'association Fibrome Info France, l'on sait également qu'une femme sur quatre est susceptible de développer des fibromes et cela à un âge relativement jeune.

Les fibromes touchent 30 à 60% des femmes en âge de procréer. Alors, peu importe que tu sois noire ou blanche, il me semblait important de te donner une définition simple et claire de ce que sont vraiment ces intrus qui se sont invités sur nos utérus.

G comme une **GROSSESSE** à la fois désirée, surprise et pleine de rebondissements.

Une grossesse dont nous connaissions les risques : fausse couche tardive, accouchement prématuré, césarienne, petit bébé. Gygy nous avait prévenus, mais elle restait positive, alors nous l'étions aussi !
Aujourd'hui, j'en suis sûre, la positivité a été ma clé et mon remède !

Au début du troisième mois, un soir que j'étais allongée la main sur mon ventre, j'ai senti une bosse. J'étais persuadée que c'était bébé même si ça m'étonnait de le sentir si bien, si tôt. Chéri et moi imaginions que notre bébé était précoce et qu'il nous signalait déjà sa présence malgré les fibromes. Notre bébé serait une star - Fibrostar - star des fibromes !

Quand j'en ai parlé avec Gygy… le soufflé est retombé… mon bébé n'était pas une star ! En revanche, les fibromes avaient entamé une sacrée croissance !

Au final, ma grossesse s'est terminée avec :

- de multiples fibromes interstitiels (impossible de tous les compter !) dont deux de six cm de diamètre.
- quatre fibromes sous-séreux dont deux de trois à cinq cm environ, un de huit cm et le gagnant de douze cm de diamètre !

Bref mon utérus est polymyomateux !

Plus tard, je pouvais sentir jusqu'à cinq bosses sur mon ventre. En fonction des mouvements du bébé, je sentais les bosses à des endroits différents ! Par exemple, le matin une à gauche et une à droite, puis le soir trois autour du nombril et enfin la nuit open-bar complet !

Serait-ce une grossesse multiple, s'inquiète Chéri ? Mon cœur balance… quelle est la situation la moins pire ?

H comme *HAPPINESS THERAPY*, cette comédie anti-déprime dans laquelle Bradley Cooper est super sexy (les goûts et les couleurs ne se discutent pas !)

Te rappelles-tu du cours de danse hilarant avec Chris Tucker ? Voilà la scène que tu devras garder en mémoire tout au long de ta grossesse, même dans les moments difficiles. « *Faut le bouger ce petit cul ma cocotte !* » Rejoue-la si besoin pour te rebooster, ça te fera du bien ! Fou rire garanti !

Plus sérieusement, n'hésite pas à écouter toutes ces chansons qui te font du bien : Spice Girls, Gilbert Montagné, Michael Jackson... peu importe le style ou l'époque musicale, fais toi plaisir et ne te soucie pas des moqueries de Chéri quand tu moonwalkeras avec ton gros ventre ! Idem pour le cinéma. Visionne tous les films qui te laissent un sourire béa sur le visage : *Dirty Dancing, Sister Act, Happiness Therapy...*

Quoi ?? Tu ne connais pas encore le film *Happiness Therapy* ???!!! Qu'attends-tu ? File le regarder !!

I comme **INJUSTICE** parce que tu ne trouveras peut-être pas toutes les informations dont tu auras besoin pour affronter ta grossesse fibromateuse.

Injustice parce que toutes les grossesses autour de toi et sur Instagram se déclineront probablement dans une certaine normalité.

Malgré les kilos en trop, les vomissements et les bouffées de chaleur, les autres parturientes continueront de parler mode et de prendre l'apéro tous les soirs.
Tu ne pourras pas toujours être de la partie parce que tu ne pourras pas bouger; tu seras trop occupée à te concentrer sur la gestion de tes douleurs et à trouver la force nécessaire pour ne pas tout casser dans ta maison. Ensuite, une fois la crise passée, tu n'auras qu'une seule envie : dormir et reprendre des forces.

Mais ne t'en fais pas, bientôt tu te rattraperas et tu amèneras un bébé *"sapé comme jamais[7]"* à tous les apéros organisés ! Sauf si nous finissons notre vie confinés !

J comme le JOURNAL de bord à l'origine de ce livre.

Confrontée à moi-même et à ma famille démunie face à la situation, j'ai pris des notes pendant tous ces mois. Je devais formaliser cette douleur indéfinissable malgré son intensité.

Mettre des mots sur ce que mon corps était seul à ressentir.

Mettre des mots sur l'euphorie de cette aventure qu'est la grossesse, combinée à la peur de ne pas tenir jusqu'au bout.

Mettre des mots sur ce que la majorité des médecins et Internet étaient incapables de m'expliquer.

- Est-ce que tu prends des notes de ce que tu vis actuellement ? Tu pourrais envisager d'en faire un livre après.
- Tu penses que je devrais ?
- Essaye toujours ! Ça ne te coûte rien et ça occupera tes journées !

Ces quelques mots échangés avec ma soeur au cours de mon troisième mois de grossesse m'ont offert mon exutoire.

K comme le **KYSTE** ovarien n'est pas un fibrome utérin !

Très souvent, l'amalgame se fait entre ces deux pathologies du fait de leurs nombreuses ressemblances. Mais elles présentent surtout de grandes différences.

Voici un petit récapitulatif pour clarifier les choses :

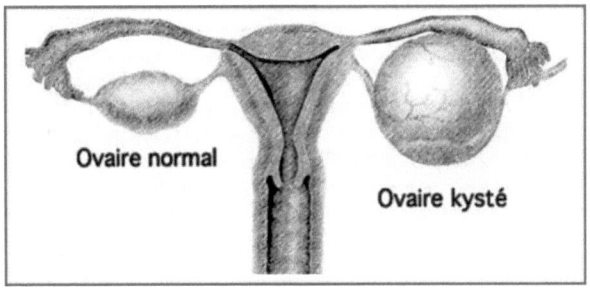

Ovaire normal

Ovaire kysté

SIMILITUDES

Il peut y en avoir un comme plusieurs

Les kystes comme les fibromes peuvent se tordre, grossir, se nécroser et provoquer de terribles douleurs

Une baisse de la fertilité due à la taille et à la quantité présente

Quand ils grossissent, les deux peuvent comprimer les organes voisins

DIFFÉRENCES	
KYSTE	**FIBROME**
Situé sur les ovaires	Situé à l'extérieur et/ou à l'intérieur de l'utérus
C'est un sac rempli de liquide	C'est une tumeur non cancéreuse
Peut être malin	Généralement bénin
Il peut disparaitre d'un cycle à l'autre comme il peut rester en place à vie.	Hormono-dépendant il disparaît à la ménopause dans la majorité des cas
Les hémorragies liées aux kystes sont internes et rares	Il occasionne des règles abondantes et prolongées ainsi que des hémorragies pendant et en dehors des menstruations

De par son caractère bénin, le fibrome est moins attractif que le kyste en matière de recherche médicale. En effet, les chercheurs sont davantage intéressés par une pathologie potentiellement cancéreuse.

Mais tout le monde ignore que même si le fibrome est bénin au sens médical du terme, en revanche, vivre avec ne l'est pas. Les fibromes impactent au quotidien la qualité de vie, la sexualité et la fertilité d'un grand nombre de femmes. Comment peut-on qualifier de bénin, la première cause d'ablation de l'utérus en France ?

J'ai découvert que j'avais des fibromes à 25 ans grâce à Gygy, qui a une maîtrise parfaite du sujet. Lors de notre premier rendez-vous, elle m'a posé des questions simples :

- Vos règles sont-elles abondantes et longues ?
- Faites-vous de l'anémie ? Savez-vous pourquoi ?

- Avez-vous des douleurs pelviennes pendant et en dehors des règles ?

Il ne lui en fallait pas plus pour qu'elle soupçonne des fibromes et qu'elle me fasse une échographie pour confirmer son idée.

Avant elle, j'avais été suivie par deux gynécologues qui détenaient les mêmes informations. Aucune n'a jamais pensé à vérifier si j'avais des fibromes.

Pendant ma grossesse, comme tu as pu le lire, je me suis retrouvée face à l'ignorance de professionnels de santé et ai réalisé que j'étais médicalement dépendante de Gygy. Elle était la seule en qui j'avais suffisamment confiance pour mener ma grossesse à bien.

D'ailleurs, j'ai récemment fait comprendre à Gygy qu'elle avait interdiction de quitter la région tant que je n'avais pas fini de faire des enfants !

L comme **LUI** (ou Elle), c'est Chéri, Loulou, Chouchou - c'est la personne qui vit cette magnifique aventure avec toi.

Cette partie est pour lui (ou pour elle).

Oui, pour toi, Chéri ! Je ne peux pas parler d'une grossesse avec fibromes sans t'accorder une partie dans ce petit recueil.

Ton soutien sera essentiel, que dis-je ? Indispensable ! Parce que ta partenaire aura besoin de toi pour lui préparer un bain chaud ou une soupe pour qu'elle se nourrisse un minimum malgré le manque d'appétit. Ton rôle sera capital quand la douleur l'empêchera de se déplacer. Tu devras la relever quand elle rampera de douleur, la soulever quand elle sera allongée et peut-être même la porter jusqu'aux WC et l'aider à s'asseoir sur la cuvette.

Il te sera difficile de comprendre et de percevoir le degré de douleur de ta dulcinée. Parfois, tu penseras même qu'elle exagère. Mais je te promets qu'il n'y aura aucune exagération, malheureusement. Tu te sentiras inutile et seras envahi(e) par la peur, parce que les forums regorgent de témoignages angoissants. Mais je te rassure, tout se passera bien, si tu es patient(e), disponible et à l'écoute.

Ce que tu dois retenir, c'est que pendant neuf mois (+ les trois premiers mois du post-partum), toute ton attention doit être pour ta dulcinée. Au cours de cette année, tu vas devoir apprendre à gérer seul(e) tes états d'âme et ta crise de pré-paternité, parce que ta dulcinée a tout un tas de fibromes à fouetter !

Pour que ses pouvoirs de Super-Wonder-Woman se décuplent, elle a plus que besoin de toi !

M comme est-ce une MALADIE ?

Le dictionnaire qualifie la maladie comme une altération de l'état de santé, se manifestant par un ensemble de signes et de symptômes perceptibles directement ou non. Pour l'OMS, la santé est définie comme un état de complet bien-être physique, mental et social et ne consiste pas seulement en une absence de maladie ou d'infirmité.

Toxoplasmose, diabète gestationnel, sciatique sont des pathologies de grossesse connues et reconnues par tous. Endométriose, kystes ovariens ou descente d'organes sont, elles, des pathologies gynécologiques, également connues et reconnues par tous.

Alors à quand la connaissance et la reconnaissance des fibromes utérins ? A quand la fin de la banalisation de cette maladie ? A quand une réelle sensibilisation auprès du public ?

Maladie ou pas, je ne te conseille absolument pas de faire comme moi : prendre sur toi et minimiser ta douleur pour ne pas inquiéter ton entourage. Si tu as mal, ce n'est pas de ta faute. Si tu as mal, c'est parce que tu portes la vie. Alors s'il faut s'inquiéter pour quelqu'un, c'est pour toi, non pas pour les autres !

Si tu as mal, dis le, mets des mots dessus, n'aie pas honte d'évacuer !

N comme **NÉCROBIOSE**, un terme à la fois médical et savant que tu pourras ressortir avec fierté en société car seulement une personne sur cinquante le connaît !

Plus sérieusement : bébé + fibromes = forte probabilité de nécrobiose. Alors, qu'est-ce-que c'est au juste ? Attention âmes sensibles s'abstenir !

La nécrobiose d'un fibrome n'a rien d'exceptionnel et peut faire partie de son évolution normale. Elle apparaît dans deux cas :

1. les vaisseaux sanguins qui l'alimentent habituellement préfèrent désormais nourrir bébé ! Et toc ! Le fibrome se liquéfie alors en partie ou entièrement ! Et je peux te garantir que ça fait mal, très très très mal ! Autant te dire que là, ta crise de fibromes, tu la sens passer !

2. le pédicule (attache qui relie le fibrome à l'utérus) peut se tordre avec bébé qui occupe de plus en plus d'espace. Et à force de se tordre…couic, ça casse… donc plus d'irrigation sanguine, donc liquéfaction !

Tu l'auras compris, pendant la grossesse, le fibrome augmente de volume, se ramollit, change de forme et de position et surtout peut mourir dans d'atroces souffrances. Je te l'accorde, l'atroce souffrance c'est surtout toi qui la subit, mais au moins le fibrome meurt ! Et hop, un de moins ! D'où un renforcement de la surveillance médicale dans le cas des grossesses fibromateuses !

Et sache que tes fibromes diminuent en post-partum, pendant les tranchées, en même temps que ton utérus, pour retrouver leur taille d'origine !

« Tout est au mieux dans le meilleur des mondes possibles.[8] »

O comme **OTAGE** d'un corps qui devient insolent en période de crise et qui n'obéit plus qu'à ses propres caprices !

Un dimanche après-midi du cinquième mois, nous sommes allés flâner avec Chéri. Pour finir cette journée en beauté, nous avions envie d'un dîner gastronomique. Bébé, du fond de son utérus, nous a suggéré un délicieux restaurant reconnu pour la finesse de ses mets : McDo***** ! Ni une, ni deux, nous voilà en route pour un drive !

A l'instant même où nous sommes entrés sur le parking de notre fameux restaurant, une douleur perçante et soudaine s'est emparée de moi. A ce moment précis, mon cerveau a déraillé. Je n'entendais plus ce que me disait Chéri, je voulais juste que cette crise passe. Je voulais juste être soulagée. Que faire en plein dans la file du drive ? Un drive McDo*****, un dimanche soir, quand tu es enceinte et que tu sais que ton corps te joue de sacrés tours, est la pire idée qui soit ! Des voitures devant, des voitures derrière, ce fut le drive le plus long de toute ma vie. Chéri était prêt à descendre pour faire reculer toutes les voitures derrière nous. Je l'ai retenu. Il aurait été bête de créer en plus une bagarre ! J'ai donc détaché ma ceinture, gesticulé dans tous les sens, me suis accroupie sur mon siège pour finalement faire des mouvements rotatifs du bassin. Les gens me prenaient pour une folle, je m'en foutais ! À la radio, *Rock Your Body* de Justin Timberlake - c'était l'émission *Skyrock Klassiks*. J'aime cette chanson, j'aime Justin. J'ai juste fermé les yeux et ai visualisé le clip pour me changer les idées.

On est finalement arrivé à la borne paiement ! Et là, la douleur a monté d'un cran. Spontanément, je me suis retournée et me suis retrouvée à califourchon sur mon siège, dos à la route, les bras serrant le dossier de toutes mes forces et essayant de mordre l'appui-tête. Visualises-tu la scène ? La serveuse à la borne nous regardait très bizarrement. Chéri était rouge écarlate et s'est contenté d'un « Tout va bien, ne vous en faites pas ! ». Il avait à peine fini sa phrase que j'ai hurlé « Put*** démarre ! ». J'ai fait les 3 km qui séparaient le restaurant de la maison dans cette position qui me soulageait. Chéri me suppliait de m'asseoir et de m'attacher. Je ne l'écoutais pas.

A la radio, *Assassin de la Police* de NTM. Il a ironisé : « Et si les flics nous arrêtent ? » Je vous laisse deviner ce que je lui ai répondu. Heureusement qu'on ne les a pas croisés…

P comme les **POSITIONS** antalgiques et miraculeuses qui te soulageront pendant les crises.

Dans cette situation, si on peut faire passer la douleur du niveau huit au niveau six, toutes les solutions (et positions) sont bonnes. Voici celles qui m'ont littéralement sauvée et qui, je l'espère, te seront également utiles. J'avais également créé une petite playlist assortie parce qu'en musique, on se sent tout de suite moins ridicule !

- Tout d'abord, la respiration : inspire lentement mais profondément par le nez et expire de la même manière mais par la bouche. Cette respiration est également celle pour gérer les contractions et elle est très efficace pour évacuer les tensions.

- Mets-toi en position quatre pattes et fais des mouvements circulaires avec le bassin dans un sens puis dans l'autre. Cela te permettra de détendre toute la zone ombilicale sur les rythmes de *Makeba* de Jain.

- Utilise un fauteuil à bascule si tu peux, parce que l'inclinaison du dossier et le balancement soulageront ton bassin et tes lombaires. Te voilà prête à te balancer avec *Hit The Road Jack* de Ray Charles.

- Allongée, plie les jambes. Garde le dos et les pieds bien à plat au sol en faisant une bascule du bassin. Evite au maximum de creuser tes reins. Cette position te permet de t'entraîner à balancer ton bassin, indispensable pour aider bébé à se positionner quand viendra le jour J. Il te suffit ensuite de poser tes mains avec les doigts bien écartés sur ton abdomen, de fermer les yeux et de respirer profondément en écoutant *You're So Beautiful* de Jussie Smolett.

- La position foetale allongée, en s'adaptant à la taille de ton ventre, est une position dans laquelle tu te sentiras en sécurité et apaisée grâce à *Mama* des Spice Girls. (On ne juge pas !!!)

- En cas de crise en voiture, réfère-toi à la lettre « O » avec NTM dans les oreilles !

Au-delà de ces positions, n'oublie pas que Chéri est présent(e). Sa collaboration est simplement légitime voire indispensable ! Chéri est, dans cette aventure, à la fois ton associé(e) et ton soutien moral et physique dès que tu en ressens le besoin !

Q comme les **QUESTIONS** et les réflexions agaçantes que tu vas devoir supporter.

Je te propose une petite compilation des pépites que j'ai entendues pendant neuf mois. Comme tout ça me dépassait, je ne savais généralement pas quoi répondre et, très souvent, je me contentais d'un rire nerveux. Je me disais que je devais juste continuer à faire bonne figure aux yeux de tous, malgré les désagréments, et prouver que je n'étais pas qu'un ventre sur pattes !

Un conseil, « *laisse glisser les mauvais regards qui pèsent sur toi.*[9] »

- Mais tu as encore mal ?

- Tu es sûre que ce ne sont pas juste des gaz ?

- Ce n'est que ta première grossesse et tu es déjà fatiguée ?

- Tes douleurs sont comme des contractions, une constipation ou une infection urinaire ?

- Mais tu as vraiment mal ?

- Du coup, tu ne vas faire qu'un bébé ?

- Tu dors encore ?

- Tu es toute mince, tu ne vas pas nous faire un bébé rachidique ?

- Vous savez que vous risquez la césarienne avec le positionnement de vos fibromes ?

- Tu es sortie faire des courses ce matin mais tu es trop mal pour venir boire un verre chez moi ?

Il est écrit: « *Tu ne tueras point.[10]* » On peut peut-être envisager quelques exceptions non ?!

R comme le **REPOS** qui devra devenir ton maître-mot pendant neuf mois et particulièrement en période de crise.

Tu n'auras pas d'autre choix que de limiter toutes tes activités car ton corps et ton esprit auront du mal à se reposer à cause de la douleur. Après une crise, tu te sentiras comme après une bonne randonnée d'une semaine. Tu devras donc dormir et te détendre car ce que tu vivras sera éprouvant tant physiquement que mentalement. Ce sera l'occasion de te faire offrir un massage prénatal, de faire de grosses siestes et d'insolentes grasses matinées. Quand on sait que même faire pipi est une épreuve en pleine crise, personne ne t'en voudra de faire des siestes de trois heures !

Avant d'être enceinte, j'avais acheté avec une amie des places pour le concert d'Ed Sheeran. Il s'est avéré qu'il tombait juste après mon hospitalisation. Tout le monde a essayé de me dissuader d'y aller. Mais autant te dire que je n'allais pas rater une occasion de décompresser des trois semaines que je venais de vivre ! Nous avions heureusement des places assises. J'ai passé tout le concert calée sur mon siège à chanter à tue-tête et à bouger les bras dans tous les sens avec autant d'énergie que si j'avais été debout. Autant te dire que je n'ai plus eu de voix pendant trois jours ! Aller à ce concert m'a libérée de mes tensions et m'a aidée à continuer ma grossesse avec une nouvelle énergie.

Alors, entre les crises, repose-toi mais fais aussi ce que tu aimes pour reprendre des forces et des ondes positives !

« I'm in love with the shape of you, we push and pull like a magnet do … I'm in love with your body…[11] *»*

S comme **Sexe**, ce sujet qui nous concerne toutes à un moment ou à un autre mais dont personne n'ose parler.

Sauf que si tu lis ce livre, c'est que potentiellement tu es enceinte ou que tu as un projet de bébé. Donc en principe, pour concevoir ce bébé, tu auras recours au sexe. Nous pouvons donc aborder le sujet librement, sans rougir. En revanche, si tu es tombé sur ce livre par hasard et que tu es encore un enfant, s'il te plaît passe à la lettre T. Ce point étant fait, « *Let's talk about sex, baby*[12] ! »

Avoir des relations intimes quand on ne contrôle pas son corps est une expérience légèrement effrayante. J'avais peur de la douleur. J'étais mal à l'aise à l'idée que Chéri caresse toutes ces bosses sur mon ventre. Et en période de crise, le sexe était le cadet de mes soucis. Je ne m'imaginais pas jouer les femmes fatales alors que j'avais la sensation d'avoir une boule de billard sur la vessie et sur le rectum ! Bref, c'était compliqué !

En matière de sexe, il n'y a pas de règle. Nous sommes toutes différentes. Tu devras être à l'écoute de ton corps parce qu'en fonction de la position de tes fibromes et de la taille qu'ils auront atteinte, la pénétration peut vite être délicate. Alors donne-toi du temps pour faire le point sur tes appréhensions et pour échanger avec Chéri. Ne fais surtout pas l'autruche et parle-lui de ce que tu ressens physiquement et mentalement.

Heureusement, tes douleurs ne dureront pas neuf mois entiers. Tu auras de belles périodes d'accalmie, au cours desquelles tes hormones et ta libido seront en ébullition. Et là, tu pourras en profiter, en adaptant les positons bien entendu, car le sexe sera bénéfique pour toi mais aussi pour toute ta famille. Je t'explique !

Tout d'abord, le sexe c'est bon pour toi parce qu'en tant que future maman, tu auras besoin d'être rassurée, à la fois sur ton physique et sur ton couple. Les rapports sexuels seront alors un moyen pour toi de te sentir aimée et désirée par Chéri. Et puis, n'oublions pas que sous l'effet des hormones, ta zone pelvienne est plus irriguée, tu es ainsi plus réceptive aux stimulations et à la pénétration. Ta poitrine également est plus sensible aux caresses : de quoi faire monter le désir durant les préliminaires. Laisse-toi envahir par une vague de plaisir, laisse le stress s'éloigner de toi. Cela te fera du bien et te sécurisera, ce qui est vital afin d'accueillir le bébé dans de bonnes conditions émotionnelles.

Ensuite le sexe est bon pour ton bébé. Eh oui ! Le bébé ressent à chaque moment le bien-être et le plaisir de sa mère pendant la grossesse, et notamment lorsqu'elle atteint l'orgasme. Les hormones libérées par le plaisir sexuel provoquent des contractions utérines. Le bébé est comme bercé dans un jacuzzi.

Enfin, le sexe sera bénéfique pour ton couple. Parce que Chéri pourra parfois se sentir délaissé(e) dans le processus de la grossesse. Alors qu'il(elle) te verra changer et faire partie activement de la vie du bébé, il(elle) pourra se sentir oublié(e). Il est aussi important pour lui (elle) de se sentir aimé(e) par la mère de son enfant. N'ayant aucun changement physique lui(elle)-même, sentir ce contact proche ne peut qu'être bénéfique pour son futur rôle de co-parent.

Après, n'oublie pas que pour donner du plaisir et pour en recevoir, la pénétration n'est pas obligatoire. Le plaisir charnel ne se résume pas à l'acte sexuel en lui-même : caresses, jeux coquins, massages ou frotti-frotta, il suffit de faire preuve d'un peu d'imagination !

N'aie pas peur de ton corps, tu es une Super-Wonder-Woman et tes nouvelles courbes voluptueuses sont le symbole de la vie que tu portes en toi.

T comme les **TRAITEMENTS** médicamenteux qui te seront d'une grande aide.

Dans un premier temps, il te sera sûrement prescrit de l'Acupan, du Paracétamol et/ou du Spasfon. Les deux derniers, tu les connais forcément mais tu ne connais peut-être pas encore l'Acupan ? Moi non plus, je ne le connaissais pas ! C'est un petit antalgique très mignon, non dérivé de la morphine, qui est contenu dans une ampoule et qui deviendra ton allié des plus précieux. Qui dit grossesse, dit longue liste de médicaments interdits. Mais heureusement l'Acupan n'en fait pas partie. Il est souvent utilisé pour soulager les douleurs, notamment suite à une opération.

Ma petite routine de toxico n'a pas stoppé la douleur mais elle l'a clairement fait passer de huit à quatre alors autant te dire que je n'ai pas trop rechigné. J'avais les yeux rivés sur l'heure et j'attendais chaque ampoule comme le Messie. Mon ordonnance indiquait :

- 1 Paracétamol 1000 + 2 Spasfon toutes les 6h
- En alternance, 1 Acupan toutes les 8h

Quand cela n'a plus suffi, il a fallu sortir l'artillerie lourde avec trois jours de dérivé de corticoïdes. L'efficacité a été quasi instantanée dès la première prise, c'était magique ! En moins d'une heure, plus aucune douleur. Mais les brûlures d'estomac qui ont suivi m'ont fait prendre conscience que c'était un médicament lourd; j'ai donc décidé de ne pas le continuer et de rester sur la première prescription. Même si Gygy m'assurait que le bébé ne risquait rien, je n'étais pas rassurée.

Ce choix était complètement personnel et si tu te retrouves avec ce traitement et qu'il te soulage, alors prends-le. Nous sommes toutes différentes face à la douleur et, tout au long de ta grossesse, tu dois t'écouter toi avant tout.

Puis sont arrivées la grosse crise et l'hospitalisation. Ce même dérivé de corticoïdes m'a été administré en intraveineuse. Je planais de plaisir quand la douleur s'est arrêtée. « *I believe I can fly…*[13] »

U comme **URTICAIRE** hormonal qui gratte, qui gratte, qui gratte !

Tu dois te demander ce que l'urticaire vient faire dans toute cette histoire ! Moi aussi, je me suis posée la question quand ça m'est tombé dessus !

Tout d'abord, petite définition offerte par ameli.fr. L'urticaire est une éruption cutanée caractérisée par la présence de plaques rouges ou rosées, superficielles, arrondies, bien limitées et en relief. Ces lésions sont fréquemment associées à des démangeaisons, comme en cas de piqûres d'orties (origine du mot urticaire). L'éruption touche généralement la surface de la peau. Les plaques d'urticaire sont peu nombreuses ou, au contraire, multiples. Elles changent de place avant de disparaître en moins de quarante-huit heures sans laisser de traces. La réaction est provoquée par l'activation d'une cellule immunitaire, le mastocyte qui, elle même, contient un liquide appelé l'histamine.

Maintenant, revenons-en à nos moutons ! Deux semaines avant mon accouchement, je suis soudainement réveillée par des démangeaisons sur les cuisses. Je me grattais à n'en plus pouvoir et maudissais des moustiques imaginaires. J'étais persuadée d'avoir été piquée pendant la nuit sauf que deux heures après, plus rien. Ça ne me grattait plus. Le soir d'après, idem, me voilà à gesticuler dans tous les sens comme si j'avais été chatouillée avec des orties. Je regarde mes jambes et m'aperçois qu'elles sont recouvertes de plaques. Instant de panique. Cette fois, je suspecte une bestiole dans mon tapis ou pire dans mon lit. Me voilà à 23h, à aspirer sols et matelas puis à changer les draps sous l'œil troublé de Chéri. Mon neuvième mois se passait à la perfection : pas de fibrome douloureux, un appétit au top, une énergie débordante. Alors, je n'allais pas laisser une bestiole me gâcher ces moments !

A peine avais-je posé mon aspirateur et ma lessive que les plaques avaient disparu. J'ai cru que je devenais folle. Chéri et moi étions perplexes. Nous n'avions jamais entendu parler d'urticaire, alors on ne comprenait pas ce qu'il se passait. J'ai commencé à rire toute seule, pendant plusieurs minutes, non pas parce que c'était drôle mais parce que j'étais nerveuse et énervée de voir que ma grossesse continuait à me jouer des tours, même dans les derniers jours.

Cette comédie a continué post-accouchement. Les plaques apparaissant, disparaissant et changeant d'emplacement de la même manière que les Avengers évoluent dans l'espace-temps. J'en ai parlé à la sage-femme qui me suivait mais cela ne l'inquiétait pas outre-mesure. Je me suis donc résolue à prendre rendez-vous chez un médecin. Après un interrogatoire digne des experts et des tests pour éloigner la piste allergie, il fut catégorique : je faisais de l'urticaire hormonal. Une succession de variations émotionnelles, d'épisodes de stress et de modifications hormonales formait un terrain plus que propice à l'apparition d'urticaire. Il m'a donc prescrit un traitement antihistaminique, compatible avec l'allaitement, que j'ai pris pendant trois mois.

Un conseil, si cela t'arrive, prends des photos quand les plaques surviennent et va consulter un généraliste. Pense bien à les prendre avec toi car il y a 99% de chances pour que tu n'aies plus rien quand tu seras devant lui !

V comme toutes les **VICTOIRES** que tu te devras de célébrer pendant tes neuf mois de grossesse.

Neuf mois, c'est long ! Particulièrement quand la douleur, le stress et la peur s'invitent sans prévenir ! Ne sois donc pas gênée de fêter tes moindres victoires. Au diable la modestie ! Tu le mérites ! Moi, je ne m'en suis pas privée. Un soir que j'étais seule à la maison, à cogiter sur tout et n'importe quoi, j'ai réalisé une chose : pas une seule fois j'avais pris le temps de m'auto-féliciter d'avoir surmonté avec courage et sans me plaindre tous les aléas de ma grossesse. J'ai donc fait la liste de tout ce que j'avais réussi à faire, malgré mon état, au cours des huit mois passés :

- je suis partie en week-end à Beyrouth pour un mariage, au cours de mon premier mois; j'ai dansé toute la nuit et me suis amusée comme une folle,

- j'ai réussi à travailler jusqu'à trois mois de grossesse - mon emploi m'oblige à être en déplacement tous les jours, sur une grosse partie de la France; alors imagine une crise, seule dans un hôtel, à 500 km de la maison,

- j'ai traversé les crises de nécrobiose en limitant la prise de corticoïdes,

- j'ai réussi à faire une séance de yoga tous les matins, même pendant les crises, même pour cinq minutes,

- j'ai conduit 4h30 toute seule,

- j'ai mis un point d'honneur à rester coquette toute la grossesse,

- j'ai gardé le moral pendant mon hospitalisation,

- j'ai réussi à assister au concert d'Ed Sheeran,

- j'ai été présente pour mes amis qui en avaient besoin,

- j'ai supporté Chéri en pleine crise de pré-paternité !

La liste n'avait rien d'exceptionnel en soit. Mais pour moi, à cet instant précis, j'avais sous les yeux la preuve que j'étais une Super-Wonder-Woman, capable de beaucoup, malgré les combats de boxe qui se livraient à l'intérieur de mon corps.

Ni une, ni deux, le lendemain soir, je sortais avec deux copines et leur proposais de trinquer à nos victoires quotidiennes. Je les revois sourire face à mon Perrier-tranche, mais elles avaient compris... Nous avons passé la soirée à rire aux éclats, à danser et à chanter faux !

W comme **WC**.

Aller aux toilettes en pleine crise de fibromes, c'est comme si une partie de pétanque en accéléré se jouait dans ton ventre !

Uriner et aller à la selle appuient sur les muscles pelviens. Et pour ne rien arranger, avec la grossesse et les fibromes, le pipi passe ses journées à frapper à la porte. La douleur de la crise s'intensifie alors, car en plus des douleurs au niveau utérin, se rajoutent celles de l'anus et de la vessie appuyant sur le vagin. So glamour !
Toute la ceinture pelvienne se déchaînait ! Tu n'imagines même pas ce cocktail insolite de douleurs irradiantes : entre infection urinaire, troubles digestifs avec sensation de diarrhée imminente et douleurs menstruelles de tes seize ans.

La solution pour surmonter l'épreuve des cabinets en période de crise : la respiration. Tu te souviens de la respiration dont je t'ai parlé en P, on repart sur la même base. Inspire profondément par le nez et, en même temps que tu expireras par la bouche, laisse tes besoins sortir. En fait, tu dois pousser sur l'expiration. Les premières fois seront difficiles, parce que le passage par la case WC reste douloureux pendant la nécrobiose; mais tu verras qu'en procédant ainsi, ce sera moins difficile.

Et oui ! Ton corps est capable de t'infliger tout cela en même temps !!!

X comme XENA la guerrière, cette série culte des années 90 où l'héroïne, la courageuse Xena, combattait le mal pour que le bien triomphe ? Si tu ne sais pas de quoi je parle, va tout de suite regarder un épisode !

Bref, ce personnage fictif s'inspire directement d'une guerrière qui a réellement existé : Amina de Zaria. Es-tu prête pour un petit cours d'histoire ?

L'histoire d'Amina commence au XVIe siècle, à Zaria, une ville du nord du Nigéria. Suite aux décès de son père et de son frère, Amina hérite du titre de Reine de Zaria. Initiée aux arts de la guerre très jeune par les soldats de son père, elle entreprend, dès son arrivée au pouvoir, d'étendre le royaume de Zaria au-delà de ses frontières et de réussir là où ses prédécesseurs masculins avaient échoué. Pari réussi ! Son don pour le commandement lui a permis de conquérir, en trente-quatre ans de règne, la majeure partie du Nigéria, un pan du Mali, ainsi que toutes les routes commerçantes entre l'Ouest du Soudan et l'Egypte.

Reine guerrière vénérée, « femme aussi capable qu'un homme », comme la qualifiait ses contemporains, Amina n'a jamais eu ni mari ni enfant. La légende raconte que, chaque mois, elle avait de terribles douleurs pendant ses règles, qu'elle perdait énormément de sang et que ça la rendait folle de rage. C'est dans cette rage qu'elle aurait puisé la force nécessaire pour combattre et terrasser ses ennemis. Sa colère était telle face à cette période, qu'elle aurait pris la décision de ne jamais ni se marier ni enfanter. En revanche, dans chaque ville conquise, elle choisissait un amant pour la nuit, avant de le tuer au matin.

Amina avait-elle des fibromes utérins ? Des fibromes qui lui provoquaient des règles hémorragiques et particulièrement douloureuses ? Nous ne le saurons jamais, même si c'est probable. Mais ce dont je suis sûre, c'est qu'elle a su tirer du positif de ce que son corps lui infligeait.

Aujourd'hui, au Nigéria, sa mémoire représente l'esprit et la force de la féminité.

Y comme les séances de **YOGA** qui m'ont permis de détendre mes muscles entre les crises.

A force de me crisper de douleur, j'avais de grosses courbatures de partout. J'essayais d'étirer mes muscles mais j'avais peur de faire des mouvements qui pouvaient réveiller les fibromes ou avoir un impact sur le bébé.

Je n'avais jamais fait de yoga ou de Pilates avant; je ne m'étais même jamais intéressée à ces activités. C'est en regardant l'émission « Les Maternelles » que l'idée m'est venue. Le jour même, j'étais sur Internet à chercher des séances de yoga prénatal et bingo la chaîne « Doctissimo Maman » proposait des vidéos adaptées aux différentes étapes de la grossesse.

Je me suis donc lancée ! Soyons honnêtes, les premières fois, j'étais raide comme un piquet et tellement ridicule. J'en rigole toute seule rien que d'y penser ! Mais au fur et à mesure des séances, je me suis améliorée, j'ai appris à me détendre, à faire le vide et à respirer. Ce qui m'a été d'une aide précieuse pour gérer la nécrobiose puis les trente heures de contractions.

D'ailleurs, parmi toutes les postures de yoga explorées, n'hésite pas à refaire les positions de l'enfant et du chat quand tes fibromes seront d'humeur taquine.

Z comme rester **Zen** quand Chéri te susurrera tendrement à l'oreille : alors mon coeur, on y retourne pour un second bébé ?

« *UNE SEULE FEMME EST PLUS FORTE QUE MILLE HOMMES.*[14] »

POSTFACE

Après des mois de doutes, de douleurs et de fatigue, il est là. Bébé est tendrement endormi contre toi, prêt à recevoir tout ton amour. Couches, biberons, nuits blanches, tu es désormais MAMAN.

Malgré l'envahissante présence de tes fibromes, tu as vécu ta grossesse comme une guerrière et ta récompense est blottie dans tes bras.

Pour finir ce petit guide en beauté, voici quelques conseils pratiques pour l'après :

- Si tu en as l'envie et la force, nourris bébé au sein pendant son premier mois de vie. L'allaitement est une aide précieuse pour que ton utérus retrouve rapidement sa taille initiale. Il en sera donc de même pour tes fibromes.

- Si, dans les semaines qui suivent l'accouchement, tu ressens à nouveau des douleurs type fibrome, n'hésite surtout pas à en parler avec ton Gygy.

- Amène bébé chez un bon ostéopathe vers ses deux mois pour vérifier que les combats de boxe ne lui ont pas laissé de séquelles.

- Pense à reprendre un rdv avec Gygy six mois après le rdv obligatoire post accouchement. Histoire de refaire un bilan, de surveiller tes fibromes, de papoter...

- Profite de chaque moment avec bébé, vous le méritez tous les deux !

Et si tu veux être sûre de rester sereine tout au long de ta grossesse, garde cette réplique à l'esprit :

« *Les avis, c'est comme les trous du cul, chacun le sien !*[15] »

CECI N'EST PAS

UN BÉBÉ

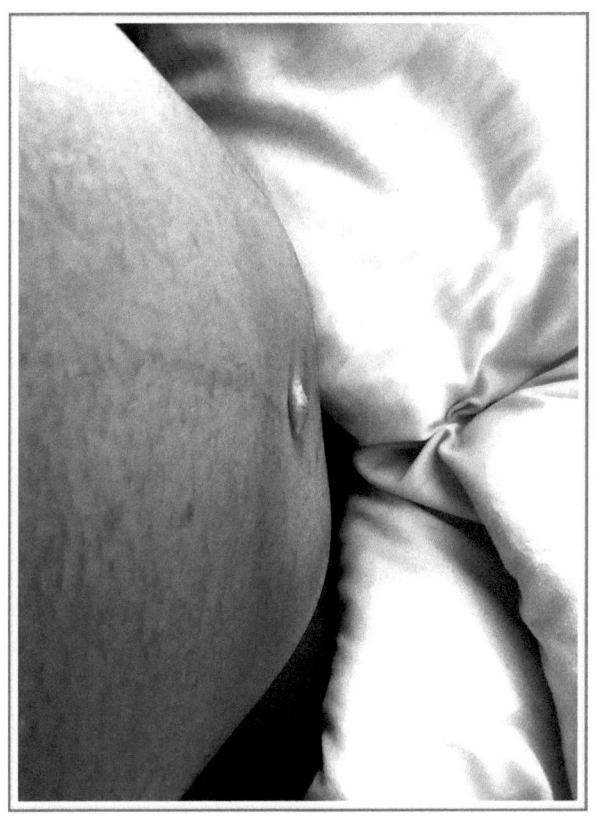

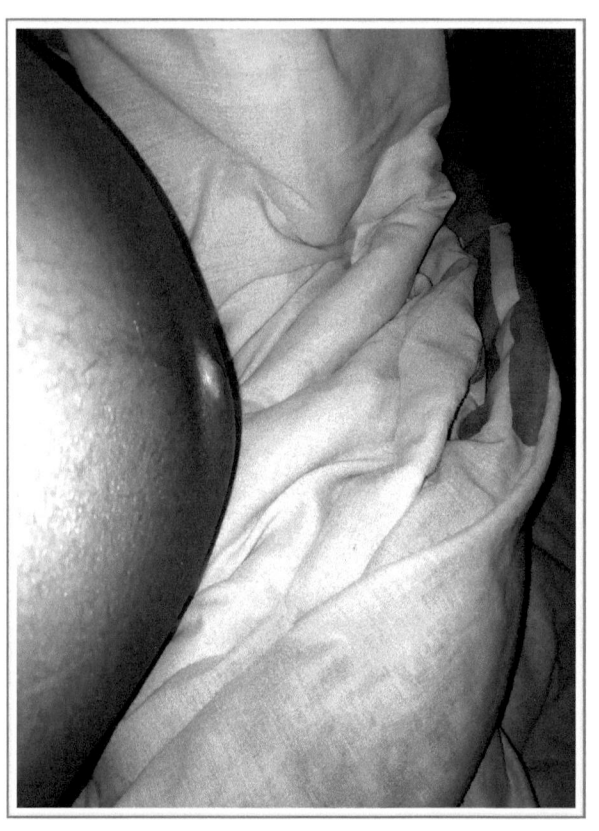

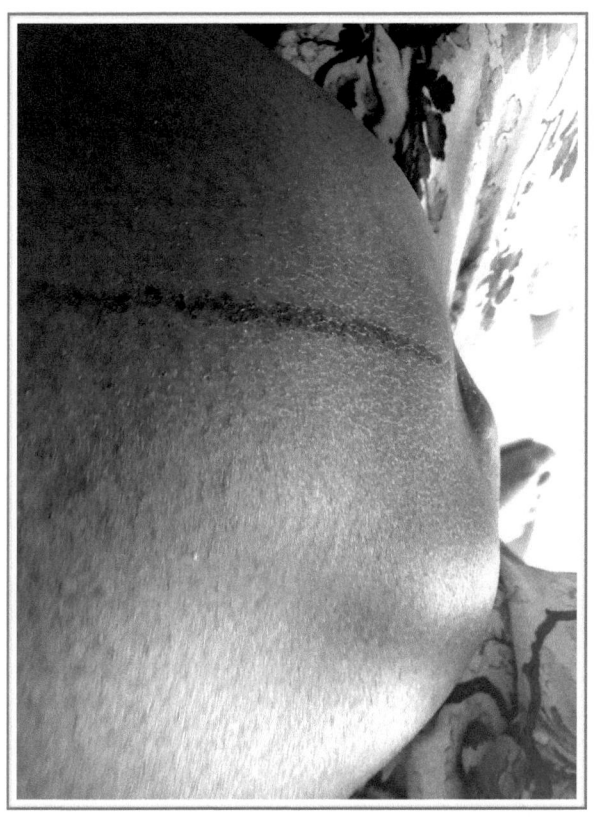

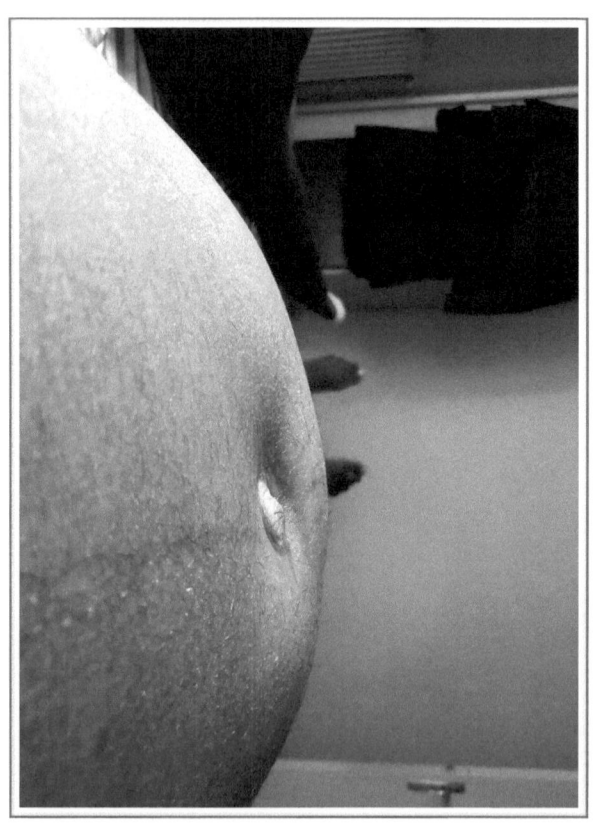

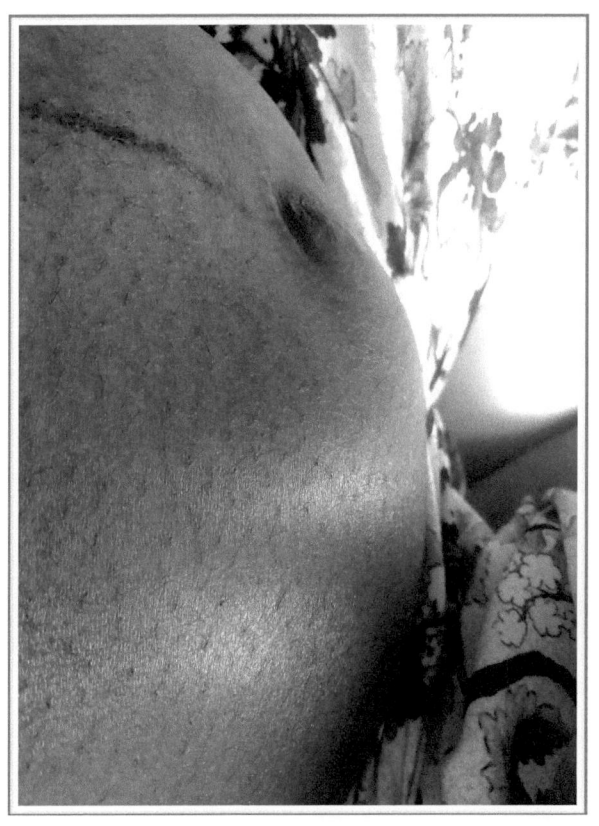

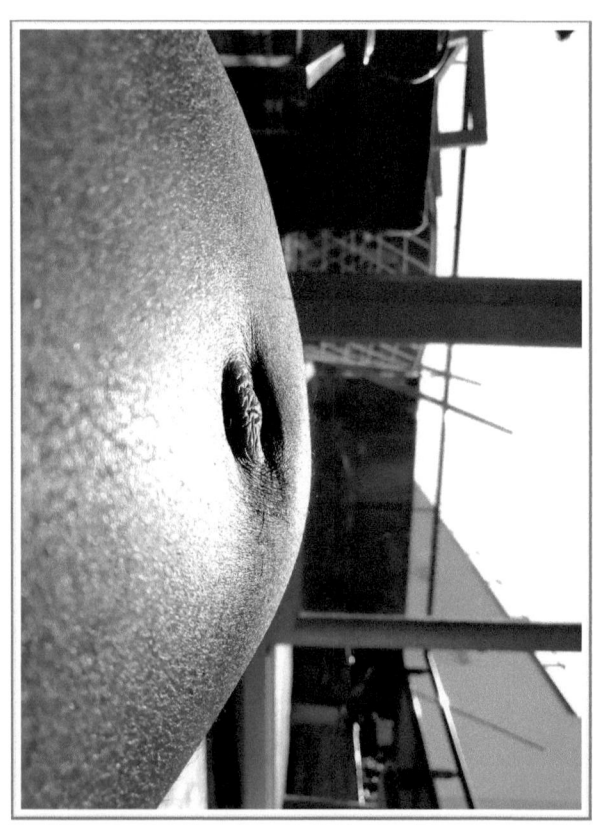

« *La femme, lorsqu'elle enfante,
éprouve de la tristesse, parce que son
heure est venue; mais, lorsqu'elle a
donné le jour à l'enfant, elle ne se
souvient plus de la souffrance, à cause
de la joie qu'elle a de ce qu'un homme
est né dans le monde.[16]* »

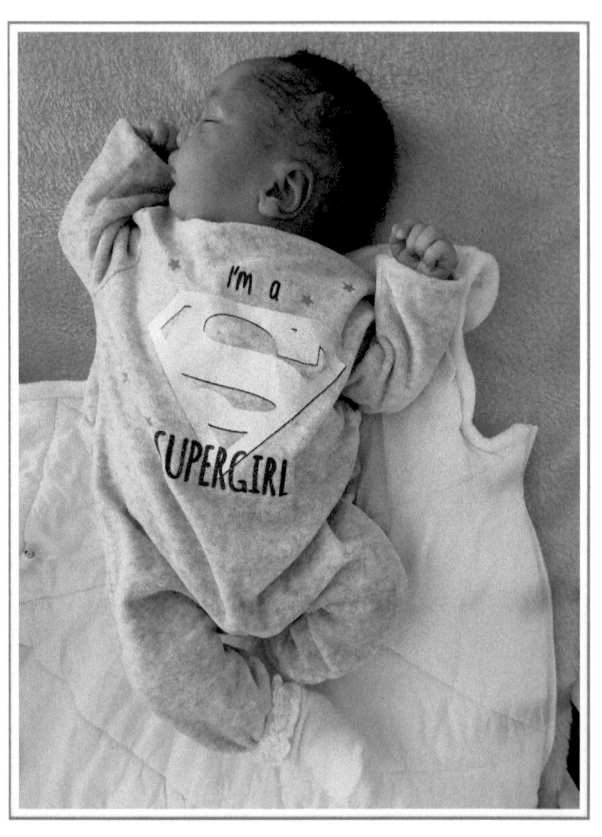

Toutes les bonnes choses ont une

FIN

CITATIONS

1. LE ROMAN D'ALEXANDRE LE GRAND - Valerio Massimo Manfredi

2. LA CIGALE ET LA FOURMI - Jean De La Fontaine

3. Marcel Pagnol

4. LA GUERRE DES BOUTONS - Yves Robert

5. LA REINE DES NEIGES - Disney

6. LA BIBLE LOUIS SEGOND - Genèse 3:16

7. SAPÉS COMME JAMAIS - Maître Gim's

8. CANDIDE OU L'OPTIMISME - Voltaire

9. L'AZIZA - Daniel Balavoine

10. LA BIBLE LOUIS SEGOND - EXODE 20:13

11. SHAPE OF YOU - Ed Sheeran

12. LET'S TALK ABOUT SEX - Salt-N-Pepa

13. I BELIEVE I CAN FLY - R. Kelly

14. LA LIBÉRATION DE HUGO DE GROOT - Joost Van Den Vondel

15. LA GUERRE DES BOUTONS - Yves Robert

16. LA BIBLE LOUIS SEGOND - Jean 16:21